BEI GRIN MACHT SICH IHR WISSEN BEZAHLT

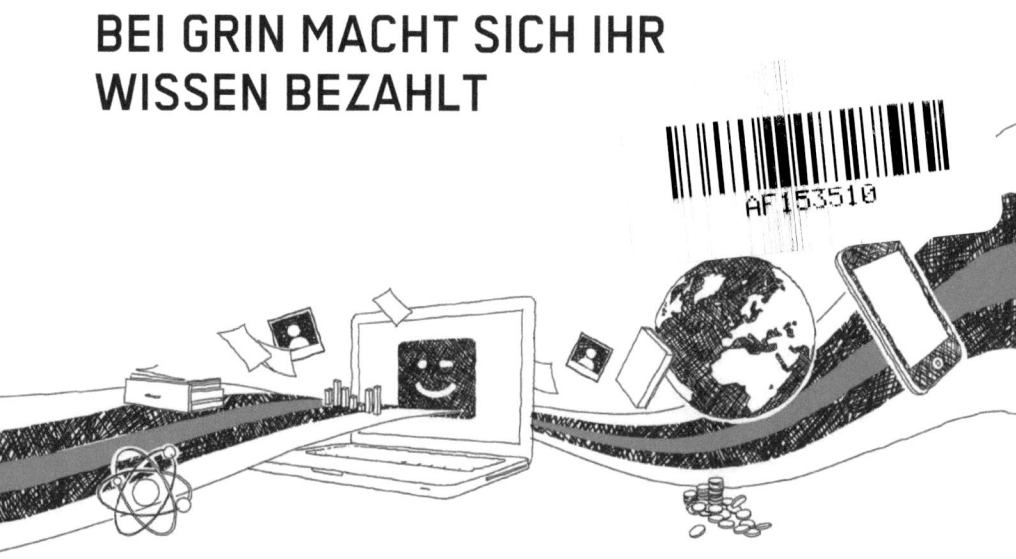

Konzepte und Strategien der Gesundheitsförderung

Planung und Erstellung einer Präventionsmaßnahme im prioritären Handlungsfeld Stressmanagement

Sebastian Scholz

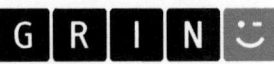

Bibliografische Information der Deutschen Nationalbibliothek:

Die Deutsche Nationalbibliothek verzeichnet diese Publikation in der Deutschen Nationalbibliografie; detaillierte bibliografische Daten sind im Internet über http://dnb.d-nb.de abrufbar.

ISBN: 9783346788429
Dieses Buch ist auch als E-Book erhältlich.

Deutsche Hochschule für
Prävention und Gesundheitsmanagement
Hermann Neuberger Sportschule 3
66123 Saarbrücken

__x__   **Hausarbeit**

—   **Skript**

Name, Vorname:	Scholz
Modul:	**Konzepte und Strategien der individuellen Gesund-heitsförderung**
Studiengang:	**B. A. Gesundheitsmanagement**
Datum Präsenzphase:	**17.02.2020 – 19.02.2020**
Studienort:	**Leipzig**
Aufgabe:	**Planung und Erstellung einer Präventionsmaßnahme im prioritären Handlungsfeld Stressmanagement**

Inhaltsverzeichnis

1 Grundlegende Informationen zur Präventionsmaßnahme

1.1 Bezeichnung des Kursprogramms

Der Titel der Präventionsmaßnahme lautet „Ich entspann´ mich – Yoga für den Einstieg". Es handelt sich um ein ganzheitlichliches Yogaprogramm, welches nach den Grundprinzipien des Hatha Yogas konzipiert ist und sich an Frauen und Männer in jeder Lebensphase richtet, denn es ist nie zu spät, um mit Yoga zu beginnen. Sportliche Vorerfahrungen oder Vorerfahrungen mit Yoga sind nicht erforderlich, da Bewegungsabläufe, sowie die Meditations- und Achtsamkeitsübungen für den Einstieg geeignet sind. Über verschiedene Entspannungs-, Bewegungs- und Meditationsübungen haben die Teilnehmer die Möglichkeit zu erfahren, zu mehr Gelassenheit und Kraft zu finden.

Der Kurs entspricht in Zielen, Inhalten und Methoden den Kriterien der Spitzenverbände der Krankenkassen zur Umsetzung von § 20 Abs. 1 SGB V (Leitfaden Prävention des GKV-Spitzenverbandes, Ab. 5, Fassung 2018).

Bei der Auswahl des Titels wurde auf eine klare, unmissverständliche und positive Ansprache geachtet und bewusst auf Fremdwörter und Fachtermini verzichtet.

1.2 Handlungsfeld und Präventionsprinzip

Laut GKV-Leitfaden Prävention ist das Kursprogramm dem Handlungsfeld Stressmanagement zu und dem Präventionsprinzip „Förderung von Entspannung" (palliativ-regeneratives Stressmanagement) unterzuordnen. Es zielt darauf ab, physische und psychische Spannungszustände vorzubeugen bzw. diese Zustände zu reduzieren (GKV-Spitzenverband, 2018 S.80). Dies gelingt über ein regelmäßiges Einüben des Entspannungsverfahrens und der Vermittlung von Handlungs- und Wissenskompetenzen.

Tab. 1: Handlungsfeld und Präventionsprinzip

Handlungsfeld	Stressmanagement
Präventionsprinzip	Förderung von Entspannung
	(palliativ-regeneratives Stressmanagement)

1.3 Bedarf

1.3.1 Epidemiologische Daten zum Gesundheitsproblem „Chronischer Stress"

In nachfolgender Tabelle wird die Prävelenz starker Belastungen durch chronischen Stress unterteilt nach Geschlecht, Altergruppe und sozioökonomischen Status (SES) dargestellt .

Tab. 2: Prävelenz starker Belastungen durch chronischen Stress

		18 bis 29 Jahre	30 bis 44 Jahre	45 bis 64 Jahre	Gesamt
Frauen	Niedriger SES	18,0%	22,2%	20,8%	20,2%
	Mittlerer SES	16,3%	12,9%	11,4%	13,0%
	Hoher SES	12,3%	12,4%	10,1%	11,3%
	Gesamt	16,1%	14,0%	12,6%	13,9%
Männer	Niedriger SES	17,3%	13,5%	13,4%	14,6%
	Mittlerer SES	12,3%	10,1%	9,7%	10,4%
	Hoher SES	8,0%	7,9%	7,2%	7,6%
	Gesamt	12,9%	10,5%	10,3%	11,0%

Nach Auswertung der Datenlage und der Ergebnisse der Studie zur Gesundheit Erwachsener in Deutschland (Hapke et al., 2013) sind „Frauen mit 13,9% signifikant häufiger einer überdurchschnittlichen Stressbelastung ausgesetzt als Männern (8,2%)". Zwischen den Altersgruppen gibt es keine signifikanten Unterschieden. Die Prävelenz unterscheidet sich jedoch signifikant im sozioökonomischen Status von Erwachsenen. Die Prävelenz starker Stressbelatungen nimmt nach Hapke et al. (2013) bei Menschen mit einem niedrigen sozioökonomischen Status zu (17,3%) und fällt mit steigendem sozioökonomischen Status auf einen Wert von 7,6%.

1.3.2 Mögliche Ursachen und Risikofaktoren des Gesundheitsproblems

Nach GKV-Leitfaden Prävention (GKV-Spitzenverband, 2018 S. 75) stellt psychosozialer Stress einen bedeutsamen (mit-)verursachenden, auslösenden oder aggravierenden Faktor für viele der heute sozialmedizinisch besonders relevanten kardiovaskulären, muskulo-skelettalen, immunologischen, psychosomatischen und psychischen Erkrankungen dar. Es kommt zu psychosozialen Stress wenn die Häufigkeit sowie Intensität von auftretenden Stressbelastungen die persönlichen Stressbewältigungskompetenzen übersteigen (Hapke et al., 2013, S.749)

In Studien konnte nachgewiesen werden, dass es durch hohe Stressbelastungen bei Erwachsenen zu negativen somatischen und psychischen Effekten kommt. Die Studie zur

Gesundheit Erwachsener in Deutschland (DEGS1) zeigt, dass die Intensität und Häufigkeit des erlebten Stress in einem engen Zusammenhang mit dem sozioökonomischen Status, der sozialen Unterstützung und dem Auftreten von gesundheitlichen Beschwerden, wie z.B. Burn-Out, Schlafstörungen oder depressiven Symptomen, stehen (Hapke et al, 2013, S. 750-751). Besonders häufig (26,2%) tritt eine starke Belastung mit chronischem Stress auf, wenn eine geringe soziale Unterstützung vorliegt. Menschen, die eine starke chronische Stressbelastung aufweisen, zeigen deutlich häufiger oben benannte gesundheitliche Beschwerden als Menschen mit geringer Stressbelastung. Mehr als jeder zweite deutsche Erwachsene mit diagnostizierten depressiven Symptomen fühlt sich stark belastet durch chronischen Stress (53,7%) (Hapke et al, 2013, S. 752).

Ebenfalls wird aufgezeigt, dass mit steigender Stressbelastung die Beeinträchtigungen durch Burn-Out, depressiven Symptomen oder einer Schlafstörung zunehmen. Menschen mit durchschnittlicher Stressbelastungen sind zu 16,3% von solch Beeinträchtigungen betroffen, hingegen stieg der Wert bei Menschen mit starker Belastung auf 61,1% (Hapke et al, 2013, S. 752).

1.3.3   Mögliche Auswirkungen des Gesundheitsproblems

Im „DAK Gesundheitsreport 2018" veröffentlichte die Deutsche Angestellten Krankenkasse eine Analyse zu den Arbeitsunfähigkeitstagen (AU-Tage) ihrer Versicherten auf Grundlage von Beschwerden und Erkrankungen aus dem Jahr 2017. Psychische Erkrankungen führen mit 16,7% der gemeldeten Krankentage nach Erkrankungen des Muskel-Skelett-Systems (21,8%) die Statistik an (siehe Abb. 1). So führen psychische Erkrankungen zu mehr AU-Tagen als beispielsweise Erkrankungen des Atmungssystems, Infektionen oder Verletzungen/Vergiftungen (Marschall et al., 2018) und weisen im Gegensatz zu anderen Beschwerden und Erkrankungen die höchste Zuwachsrate. So stieg die Inzidenz von 10,8% im Jahr 2009 auf oben genannte16,7% im Jahr 2018 (Marschall et al., 2018).

Auch bei den Langzeitkrankenfällen sind psychische Erkrankungen und Verhaltensstörungen sowie die Erkrankung des Muskel-Skelett-Systems führend und verursachten im Jahr 2018 39% der Krankmeldungen der Langzeitfälle (Wissenschaftliches Institut der AOK, 2019). Durch diese stärker wachsende Zahl an Fehlzeiten ist ein erhöhter Kostenaufwand für das Gesundheitssystem abzuleiten.

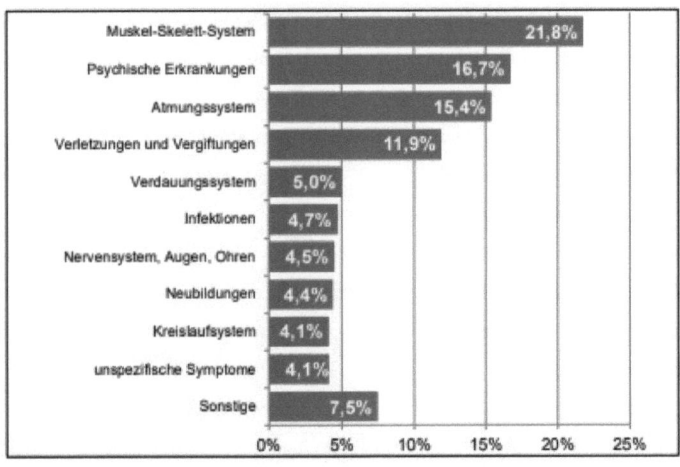

Abb. 1: Arbeitsunfähigkeitstage nach Erkrankungen (Marschall et al., 2018)

1.4 Wirksamkeit

In nachfolgender Tabelle wird anhand einer ausgewählten wissenschaftlichen Quelle die Wirksamkeit der geplanten Präventionsmaßnahme dargestellt.

Tab. 3: Wirksamkeitsnachweis

Vollständiger bibliografischer Nachweis	Kaluza, G. (1999). Sind die Effekte eines primärpräventiven Stressbewältigungstrainings von Dauer? Eine randomisiere, konntrollierte Follow-up-Studie. *Zeitschrift für Gesundheitspsychologie, 7,* 88-95.
Darstellung der zentralen Ergebnisse	• randomisierte Kontrollgruppenstudie (47 Teilnehmer, 33 Kontrollpersonen) zur Untersuchung von längerfristigen Effekten eines kognitiv-behavioralen Stressbewältigungstrainings in der Primärprävention auf das psychophysische Befinden und das selbstberichtete Bewältigungsverhalten ein halbes Jahr nach Interventionsende: • signifikante Trainingseffekte zeigte sich bei 4 von 5 Bewältigungsfaktoren, sowie bei 2 von 3 Befindenskriterien • Verbesserung der aktiven Kontrollversuche und relativierende kognitiven Bewältigungsformen • Verbesserung der kompensatorischen Bewältigungsstrategien • Reduzierung von resignativen-vermeidenden Tendenzen • verbessertes psychisches Wohlbefinden

Erläuterung der Bedeutung der Handlungs- empfehlung für die geplante Präventionsmaß- nahme	• mit Hilfe von primärpräventiven Stressbewältigungstrai- nings kann eine signifikante Verbesserung des indivi- duellen psychischen Wohlbefindens und der individuel- len Bewältigungsstrategien erzielt werden und zeigt deutlich den Nutzen für die Zielgruppe und für die ge- plante Präventionsmaßnahme

1.5 Zielgruppe

In der nachfolgenden Tabelle erfolgt eine detaillierte Beschreibung der Zielgruppe auf-
bauend auf der Datenanlayse zum bestehenden Gesundheitsproblem für die geplante Präventionsmaßnahme.

Tab. 4: Zielgruppe der Präventionsmaßnahme

Merkmale der Zielgruppe	Beschreibung
Soziodemografische Merkmale (Alter, Geschlecht)	• Frauen und Männer im Alter von 18 – 80 Jahren • mit wenig oder unregelmäßiger Übungspraxis
Sozialstatus (Bildungsgrad/Schulabschluss, berufliche Stellung)	• die Präventionsmaßnahme richtet sich haupt- sächlich an Menschen mit mittleren und niedri- gen sozioökonomischen Status • die Präventionsmaßnahme soll für alle sozialen Schichten zugänglich sein • für sozial Benachteiligte wird die Präventions- maßnahme finanziell durch den GKV-Spitzen- verband gefördert • kein besonderer Schulabschluss, Bildungsgrad oder berufliche Stellung nötig
Gesundheitsrisiken/-belastungen (BMI, Bewegungsver- halten, Ernährunsgewohnheiten,...)	• Menschen mit stressbedingten Beschwerden, Befindlichkeitsstörungen, Schlafstörungen und vegetativen Stressreaktionen • Menschen, die an der Prävention von Stressre- aktionen, Entspannung und Körperwahrneh- mung interessiert sind
Kontraindikation	• akut behandlungsbedürftige psychische Er- krankungen (in Ausnahmefällen in Rückspra- che mit dem behandelten Arzt)

1.6 Ziele der Maßnahme

Laut den Richtlinien der International Association of Yoga Therapists (IAYT) liegen die
Ziele des Yoga und der Yogatherapie in der Beseitigung oder Linderung von quälenden

Symptomen, der Verbesserung der Körperfunktion, der Gesundheit und des Wohlbefindens. Yoga soll Menschen befähigen, ihr eigener Lehrer und Helfer im Leben zu sein (International Association of Yoga Therapists, 2012, S. 4)

Es folgt eine detaillierte Übersicht der übergeordneten Ziele der Präventionsmaßnahme. Die Begründungen zu den jeweils übergeordneten Zielen erfolgt unterhalb der Tab. 4.

Tab. 5: Übergeordnete Ziele der Präventionsmaßnahme

1. übergeordentes Ziel	Verbesserung der Stresswahrnehmung
2. übergeordnetes Ziel	Verbesserung der Herzratenvariabilität
3. übergeordentes Ziel	Förderung der Selbstwirksamkeitserwartung und Selbstregulation

1.6.1 Verbesserung der Stresswahrnehmung

Stress ist ein ständiger Wegbegleiter der Menschen, der sich in allen Lebensbereichen wiederfindet: Berufs-, Familie-, oder Alltagsstress, ob positiv oder negativ definiert.

Unser Körper ist ständig externen und internen Reizen (Stressoren) ausgesetzt und ein Jeder reagiert anders auf diese dauerhaften Reizeinflüsse. „Jedem Menschen stehen auf Grund seiner physischen und psychischen Veranlagung, aber auch im Hinblick auf seine sozialen, emotionalen, kogitiven Kompetenzen unterschiedliche Ressourcen zur Verfügung" (Rusch, 2019, S. 6). Jeder Mensch nimmt ganz individuell und unterschiedlich diesen Stress wahr, was heißt das Stressempfinden subjektiv ist. So können ein und dieselbe Stresssituation für zwei Menschen ganz individuelle Stressreaktionen auslösen: für den einen wird das Ganze als belastend und unangenehm, vielleicht sogar bedrohlich empfunden, während die andere Person die Stresssituation als positiv herausfordernd bewertet. Die Bewertung der Stresssituation hängt also von unserer individuellen Wahrnehmung ab. Es gilt also, die persönliche Stresswahrnehmung zu schulen, die Bewertung der Stresssituationen zu verändern und sich Selbst mental und körperlich zu stärken, dass Jeder in sich selbst die Fähigkeit trägt, Stresssituationen zu reflektieren und neuzubewerten und dem Stress dadurch positiv entgegenwirken zu können.

1.6.2 Verbesserung der Herzratenvariabilität

Die Herzratenvariabilität (HRV) beschreibt nach Hottenrott & Gronwald (2014, S. 9) die zeitliche Änderung der Herzperiode bzw. Schlag-zu-Schlag-Variabilität der Herzfrequenz über einen definierten Messzeitraum. Die HRV wird durch das autonome Nervensystem (ANS) und dessen Sympathikus und Parasympathikus reguliert und dient als Messgröße für die neurovegetative Aktivität.

In Stresssituationen aktiviert sich in unserem Körper der sympathische Zweig unseres ANS. Es unterstützt uns dabei aktiv und leistungsfähig zu sein, indem es Stresshormone freisetzt, unsere Herzfrequenz und Blutdruck erhöht, aber unsere HRV heruntersetzt.

Der Parasympathikus dagegen verringert die Herzfrequenz und den Blutdruck und erhöht die HRV um unseren Körper nach Stresssituationen wieder herunterzufahren und zu regenerieren. Dieses natürliche Zusammenspiel von Sympathikus und Parasympathikus erlaubt es unserem Körper, aber vor allem Herzen, schnell auf verschiedene Anforderungen und Situationen zu reagieren.

Jedoch kann dieses Zusammenspiel der beiden Systeme gestört sein, wenn eine Person dauerhaftem Stress ausgesetzt ist.

Um solch einen symphatischen Zustand präventiv vorzubeugen ist es ein übergeordnetes Ziel dieser Präventionsmaßnahme Methoden und Techniken zu entwickeln, die darauf abzielen den Parasympathikus zu aktivieren und zu stärken.

1.6.3   Förderung der Selbstwirksamkeiterwartung und Selbstregulation

Situationen oder bestimmte Aufgaben im Leben eines Menschen können als unüberwindbar wahrgenommen werden. Jeder Mensch besitzt in sich selbst die grundlegende Fähigkeit sich diesen aufkommenden Problemen entgegenzustellen. Diese Fähigkeit beschreiben Schwarzer & Jerusalem (2002) in ihrem Konzept als Selbstwirksamkeit. Unter der Selbstwirksamkeiterwartung wird die subjektive Überzeugung von den eigenen Fähigkeiten zur Ausführung zielgerichteter Handlungen definiert. Diese subjektiven Überzeugungen basieren auf individuellen Maßstäben und richten sich nicht an die auftretenden Stressoren, sondern an die persönliche Handlungsfähigkeit bei der Stressbewältigung.

Durch das Erproben der eigenen Fähigkeiten und das gleichzeitige Erleben von Erfolgen wird die eigene Einstellung und die Selbstregulationsfähigkeit gefördert und wirkt sich positiv auf die Lebens- und Stressbewältigung aus. Denn Menschen, die selbst davon überzeugt sind, bedrohliche und unüberwindbar wirkende Situationen kontrollieren zu können, entwickeln deutlich weniger ängstliche Gedankenmuster und empfinden weniger Angst. Daher ist es elementar in der geplanten Präventionsmaßnahme durch positive Erfahrungen in der Gruppe die individuelle Selbstwirksamkeit und -regulation zu fördern und zu stärken.

2 Inhaltlich-organisatorische Grobplanung des Kursprogramms

Die Grobplanung beschreibt die wesentlichen Inhalte und Rahmenbedingungen für das Kursangebot. Es dient zur Anregung und als Grundgerüst für die individuelle Kursplanung.

Tab. 6: Übersicht der Grobplanung des Kursprogrammes

Kursinhalte
- Einführung in den geschichtlichen, kulturellen und philosophischen Hintergrund des Hatha Yoga
- Einführung in die physische und psychichen Auswirkungen einzelner Asanas
- Grundlagen der Anatomie (Aufbau Wirbelsäule, Physiologie des Atemvorganges)
- Erlernen der verschiedenen Atemtechniken und deren Auswirkungen auf Körper und Geist
- Erlernen einfacher Bewegungsabläufe („Sonnengruß für Anfänger" und „Sonnengruß für die Mittelstufe") und Haltungen (Asanas) und deren Auswirkungen auf Körper und Geist
- Erlernen von mentalen Übungen zur Regeneration und Erholung
- Einführung in die Grundlagen und Prinzipien von Entspannung und deren Auswirkungen auf das vegetative Nervensystem
- Übungen zur Verbesserung der Selbst- und Stresswahrnehmung, Konzentration, Atmung und Entspannung
- Das Erleben der gesundheitsfördernden Wirkung von Entspannung und Bewegung
- Förderung der Motivation durch positive Bewegungs- und Entspannungserlebnisse in der Gruppe
- Transfer des Erlernten in den Alltag
Die Begründung der wesentlichen Kursinhalte befindet sich unterhalb der Tab. 5.

Kursdauer	8 Wochen
Kurseinheiten	8 Kurseinheiten (KE) á 60 Minuten
Zeitaufteilung Information/Praxis	Informationsphase: ca. 15-20 Minuten
	Praxis: ca. 45-40 Minuten
Teilnehmerzahl	Mindestteilnehmerzahl: 6 Personen
	maximale Teilnehmerzahl: 10 Personen
Benötigte Ressourcen	
Räumlichkeiten	- Ruhiger, entsprechend der Teilnehmerzahl großer Raum (mind. 4m² pro Teilnehmer)
	- Möglichkeit zum Lüften
Trainingsgeräte	- 11 Yogamatten
	- 22 Yogablöcke
	- 11 Yogagurte
	- 11 Meditationskissen
	- 10 Augenkissen
	- 10 Decken
Medien	- Musikanlage oder -box
	- Musikmedium
	- Flipchart inkl. Stifte und Papier
	- Moderationswand inkl. Moderationskoffer
	- PC mit CardioScan-Software und Terminal, inkl. aller benötigter Hardware
	- Drucker mit Papier
	- 120 Messelektroden für CardioScan-Messung

Hilfsmittel	- 11 Stifte
	- 1 Klangschale
Teilnehmerunterlagen	- Arbeitsmaterialien á 10 Personen (Handouts zu den einzelnen Kurseinheiten)
	- 10 Teilnahmeerklärungen
	- 10 Anamnesebögen
	- 10 Teilnahmebescheinigungen
	- 1 Anwesenheitsliste
	- 10 Informationszettel mit allen wichtigen organisatorischen Informationen und bevorstehenden Kursterminen
	- 30 PSQ20-Fragebögen
	- 30 Selbstregulationsfragebögen
Kursleiterqualifikationen	Diplomsportlehrerin mit der Zusatzquaklifikation im Bereich Entspannung (Hatha Yoga)
Kursanbieter	Die Präventionsmaßnahme wird im „Viva mare – der Club für Fitness und Gesundheit" angeboten und findet in einem 120m² großen, ruhig gelegenen Kursraum statt.

Begründung der wesentlichen Kursinhalte

Eine Vermittlung von Wissensgrundlagen in den Bereichen Anatomie, Stress- und Stressbewältigung, Entspannung und Yogapraxis (Asanas, Pranayamas und Meditation) ist unumgänglich um die Selbstwirksamkeit und -regulation der Kursteilnehmer zu fördern und zu stärken. Eintretende Verhaltensänderungen der Teilnehmer oder Interventionen können so besser nachvolzogen und verstanden werden.

Durch das Erlernen von einzelnen Asanas, Asanaabfolgen, verschiedener Atem-, Meditations- und Entspannungstechniken und dem damit verbundenen positiven Erleben wird die Körperwahrnehmung und Selbstwirksamkeit jedes einzelnen Teilnehmer gestärkt. Die gestärkte Körperwahrnehmung führt zu einer verbesserten Stresswahrnehmung beim Teilnehmer und somit einer Stärkung seiner persönlichen Ressourcen in seiner individuellen Stressbewältigung.

3 Inhaltlich-methodische Detailplanung des Kursprogramms

Die Detailplanung des Kursprogramms beschreibt die genauen Lernziele- und -inhalte sowie Umsetzungsaspekte zu jeder einzelnen der acht geplanten Kurseinheit der Präventionsmaßnahme „Ich entspann mich – Yoga für den Einstieg".

Der Kurs entspricht in Zielen, Inhalten und Methoden den Kriterien der Spitzenverbände der Krankenkassen zur Umsetzung von § 20 Abs. 1 SGB V.

Tab. 7: Übersicht der inhaltlich-methodischen Detailplanung

Woche	Kurs-Einheit	Hauptthema der Kurseinheit	Lernziele	Lerninhalte	Umsetzungsaspekte
1	KE 1	„Einführung in das Übungs-system Yoga"	**Theorie:** Kennenlernen und allgemeine Einstimmung **Praxis:** Sanfte Übungen zum Einstieg	**Theorie:** - Vorstellungsrunde (Kennenlernen des Kursleiters und der Teilnehmer) - Erkundigung von Vorkenntnissen, Erfahrungen und Erwartungen - Abklärung gesundheitlicher Beschwerden (Ausfüllen des Anamnesebogens und der Teilnahmeerklärung) - Erläuterung von Kursablauf- und -struktur (Ausgabe Informationsflyer) - Einsammeln der PSQ20 – und des Selbstregulationsfragebogens, welche im Vorfeld zur Kursanmeldung ausgegeben wurden (Evaluation Messzeitpunkt t$_0$) - Messung der Herzratenvariabilität erfolgte vor Kursbeginn (Evaluation Messzeitpunkt t$_0$) - Erläuterung des Philosophiesystems Yoga (Herkunft, Einheit von Körper, Geist und Seele, Wirkung von Yoga auf Körper und Geist) **Praxis:**	<u>Organisationsform:</u> **Theorie:** mündliche Information im Halbkreis, Teilnehmer sitzen auf Meditationskissen und/oder Matten **Praxis:** mündliche Anleitung der Asanas mit zusätzlicher Präsentation durch Kursleiter im Halbkreis, Kursleiter unterstützt die Teilnehmer durch Korrektur und Hilfspositionen <u>Medien:</u> **Evaluation:**

- Einführung in die Yogapraxis mit sanften Übungen zum Einstieg (Dehnung und Lockerung des unteren Rückens und des Nacken-/Schulterbereichs) - vorbereitende Übungen im Liegen für den Sonnengruß in Kurseinheit 2: Krokodilsübungen zum Aufdehnen des unteren Rückens und Hüftbeugers, Schulter-Nacken-Übungen im Vierfüßlerstand, halbe Vorbeugen/Vorbeugen, Berg, Baum, - Autosuggestion zur Endentspannung - Reflexion der KE und Ausblick auf nächste KE (Einführung in die 5 Elemente der Yogapraxis, Erlernen des Sonnengrußes für Anfänger) - Übungen für Zuhause: Wiederholung der Nacken-/Schulterübungen (Handout für Teilnehmer ausgeben) - Verabschiedung	PC mit CardioScan-Software und Terminal, inkl. aller benötigter Hardware Drucker mit Papier 40 Messelektroden **Theorie:** Anwesenheitsliste, 10 Teilnahmeerklärungen, 10 Anamnesebögen, 10 Informationflyer, Moderationswand mit Moderationskoffer, 11 Handouts **Praxis:** Musikanlage inkl. Musikmedium, Klangschale **Hilfsmittel:** **Theorie:** 11 Meditationskissen, 11 Yogamatten, 11 Stifte, 11 Klemmbretter **Praxis:** 11 Meditationskissen, 11 Yogamatten, 22 Yogablöcke, 10 Augenkissen 10 Kissen

2	KE 2	„Die 5 Elemente der Yogapraxis"	**Theorie:**	**Theorie:**	**Organisationsform:**

Theorie:

Die 5 Elemente der Hatha-Yoga-Praxis und deren Auswirkungen auf körperlicher und geistiger Ebene

Praxis:

Erlernen des Sonnengruß für Anfänger

Theorie:

- Begrüßung und Ankommen in der Gruppe
- Reflexion der Hausaufgabe & eventuell Klärung aufkommender Fragen
- Erfragen des persönlichen Empfindens nach der Kurseinheit 1
- Erklärung der 5 Elemente der Yogapraxis: Asana (Körperübung), Pranayama (Atemtechniken), Dhyana (Meditation), Savasana (Entspannung) und eine bewusste Lebensführung
- Auswirkungen der 5 Elemente auf körperlicher und geistiger Ebene

Praxis:

- vorbereitende Übungen im Liegen (Krokodilsübungen, Aufdehnung Hüftbeuger und Brust)
- Schulter-Nacken-Übungen im Sitzen
- Erwärmung der Handgelenke für den Sonnengruß
- vorbereitende Übungen im Vierfüßlerstand
- Einführung der einzelnen Asanas aus dem Sonnengruß für Anfänger (Berg, Vorbeuge, Ausfallschritt, Kuh – Katze, gestrecktes Kind, aktive Vierfüßlerposition, herabschauender Hund)
- Autosuggestion zur Endentspannung
- Reflexion der KE und Ausblick auf nächste KE (Atmung, Wiederholung der Sonnengrußelemente und Einführung des Sonnengruß)
- Übungen für Zuhause: Wiederholung der Sonnengrußelemente (Handout an Kursteilnehmer austeilen)

Organisationsform:

Theorie:

mündliche Information im Halbkreis, Teilnehmer sitzen auf Meditationskissen und/oder Matten

Praxis:

mündliche Anleitung der Asanas mit zusätzlicher Präsentation durch Kursleiter im Halbkreis,

Kursleiter unterstützt die Teilnehmer durch Korrektur und Hilfspositionen

Medien:

Theorie:

Anwesenheitsliste,

Moderationswand mit Moderationskoffer, 11 Arbeitsblätter

Praxis:

Musikanlage inkl. Musikmedium, Klangschale

Hilfsmittel:

Theorie:

11 Meditationskissen, 11 Yogamatten, 11 Stifte, 11 Klemmbretter, 1 Moderationswand

| 3 | KE 3 | **Richtig Atmen – die Dreifache Yoga-Atmung"**

Theorie:
Erlernen bewusster und achtsamer Atmung

Praxis:
Praktizieren des Sonnengrußes für Anfänger (aus KE 2) in Verbindung mit der Atmung | **Theorie:**
- Begrüßung und Ankommen in der Gruppe
- Reflexion Hausaufgabe & eventuell Klärung aufkommender Fragen
- Erfragen des persönlichen Empfindens nach der Kurseinheit 2
- Physiologie Atemvorgang erläutern
- Erklärung des Unterschiedes „Atmung während einer Stressphase und Atmung während der Entspannung" (flache Brustatmung vs. tiefe Bauchatmung)
- Bedeutung von Prana (=Lebensenergie)

Praxis:
- Schulter-Nacken-Übungen im Sitzen
- erwärmende Übungen für Schulter- und Handgelenken
- Übungen im Vierfüßlerstand
- Fokus auf Asana: Herabschauender Hund und Kobra
- Anleitung des Sonnengrußes ohne Atmung
- Anleitung des Sonnengrußes mit Ein- und Ausatmung (Verdeutlichung der Atemwirkung)
- Visualisierung eines persönlichen Kraftortes als Endentspannung
- Reflexion der KE und Ausblick auf nächste KE (Wiederholung Dreifache Yoga-Atmung, Einführung des Sonnengrußes für die Mittelstufe)
- Übungen für Zuhause: Wiederholung der Sonnengrußelemente in Verbindung mit der Ein- und Ausatmung (Handout von der Vorstunde) | **Praxis:**
11 Meditationskissen, 11 Yogamatten, 22 Yogablöcke, 10 Augenkissen, 10 Decken

Organisationsform:
Theorie:
mündliche Information im Halbkreis, Teilnehmer sitzen auf Meditationskissen und/oder Matten

Praxis:
mündliche Anleitung der Asanas mit zusätzlicher Präsentation durch Kursleiter im Halbkreis,
Kursleiter unterstützt die Teilnehmer durch Korrektur und Hilfspositionen

Medien:
Theorie:
Anwesenheitsliste,
Moderationswand mit Moderationskoffer, 11 Arbeitsblätter

Praxis:
Musikanlage inkl. Musikmedium, Klangschale

Hilfsmittel:
Theorie: |

4	KE 4	„Der Sonnengruß für die Mittelstufe"		

| | | **Theorie:**
Nutzen und Wirkung der einzelnen Asanas des Sonnengrußes auf Körper und Geist

Praxis:
Erlernen des Sonnengrußes für die Mittelstufe in Verbindung mit dem Atem | **Theorie:**
- Begrüßung und Ankommen in der Gruppe
- Reflexion Hausaufgabe & eventuell Klärung aufkommender Fragen
- Erfragen des persönlichen Empfindens nach der Kurseinheit 3
- Erklärung von Nutzen und Wirkung der einzelnen Asanas des Sonnengrußes auf den Körper und Geist (Erwärmung, Förderung von Muskelkräftigung und Flexibilität)
- organische Wirkung von Asanas (Umkehrhaltungen fördern die Regeneration, Vorbeugen regen die Verdauung an)

Praxis:
- Atemmeditation im Liegen zur Einstimmung (Wiederholung Dreifache Yoga-Atmung)
erwärmende Übungen für die Wirbelsäule und die Rückenmuskulatur (Katze – Kuh, gestreckte Katze, Krokodilsübung)
- Ausführung der einzelnen besprochenen Asanas aus dem Theorieteil, inkl. Einführung der neuen Elemente des Sonnengrußes für die Mittelstufe: herabschauender Hund, Brett, Kobra, Kind, Vorbeuge
- Anleitung des Sonnengrußes für die Mittelstufe mit Ein- und Ausatmung
- regenerierende Umkehrhaltung
- angeleitete Meditation durch den Kursleiter als Endentspannung
- Reflexion der KE und Ausblick auf nächste KE (Wiederholung Sonnengruß für die Mittelstufe, Einführung von Variationen im Sonnengruß) | 11 Meditationskissen, 11 Yogamatten, 11 Stifte, 11 Klemmbretter, 1 Moderationswand
Praxis:
11 Meditationskissen, 11 Yogamatten, 22 Yogablöcke, 10 Augenkissen, 10 Decken

Organisationsform:
Theorie:
mündliche Information im Halbkreis, Teilnehmer sitzen auf Meditationskissen und/oder Matten
Praxis:
mündliche Anleitung der Asanas mit zusätzlicher Präsentation durch den Kursleiter im Halbkreis,
Kursleiter unterstützt die Teilnehmer durch Korrektur und Hilfspositionen

Medien:
Theorie:
Anwesenheitsliste,
Moderationswand mit Moderationskoffer, 11 Arbeitsblätter
Praxis:
Musikanlage inkl. Musikmedium, Klangschale |

| 5 | KE 5 | „Richtig entspannen" | **Theorie:**
Erläuterung der Grundlagen und Prinzipien von Entspannung, sowie deren Auswirkung auf das vegetative Nervensystem

Praxis:
Sonnengruß für die Mittelstufe mit zusätzlichen Variationen | **Theorie:**
- Begrüßung und Ankommen in der Gruppe
- Reflexion Hausaufgabe & eventuell Klärung aufkommender Fragen
- Erfragen des persönlichen Empfindens nach der Kurseinheit 4
- Prinzip der Entspannung erläutern (Notwendigkeit und Nutzen von Tiefenentspannung)
- Erläuterung von Kurzentspannungstechniken
- Einführung einer weiteren Atemtechnik: die Wechselatmung
- Nutzen und Wirkung von Wechselatmung (Harmonisierung beider Gehirnhälften)

Praxis: | **Organisationsform:**
Theorie:
mündliche Information im Halbkreis, Teilnehmer sitzen auf Meditationskissen und/oder Matten
Praxis:
mündliche Anleitung der Asanas mit zusätzlicher Präsentation durch Kursleiter im Halbkreis, |

Oberer Abschnitt:

- Übungen für Zuhause: Wiederholung der Sonnengrußelemente für die Mittelstufe in Verbindung mit der Ein- und Ausatmung
- vor der Kursstunde: Evaluation t_1 (Fragebögen und CSI-Messung)

Hilfsmittel:
Theorie:
11 Meditationskissen, 11 Yogamatten, 11 Stifte, 11 Klemmbretter, 1 Moderationswand
Praxis:
11 Meditationskissen, 11 Yogamatten, 22 Yogablöcke, 10 Augenkissen, 10 Decken
Evaluation:
PC mit CardioScan-Software und Terminal, inkl. aller benötigter Hardware
Drucker mit Papier
40 Messelektroden
10 PSQ20-Fragebögen, 10 Selbstregulationsfragebögen

			- Atemmeditation im Liegen zur Einstimmung (Einführung der Wechselatmung) - erwärmende Übungen für den ganzen Körper (dynamische Katze – Kuh mit Atemverbindung, dynamischer herabschauender Hund) - Anleitung des Sonnengruß für die Mittelstufe mit Ein- und Ausatmung - Einführung von Variationen im Sonnengruß für die Mittelstufe: Halbmond, Vorbeuge, Drehsitz, Heuschrecke - regenerierende Umkehrhaltung - Twist im Liegen - Progressive Muskelentspannung als Endentspannung - Reflexion der KE und Ausblick auf nächste KE (Wiederholung Sonnengruß für die Mittelstufe, Rückbeugen) - Übungen für Zuhause: Wechselatmung (Handout an Kursteilnehmer ausgeben)	Kursleiter unterstützt die Teilnehmer durch Korrektur und Hilfspositionen **Medien:** **Theorie:** Anwesenheitsliste, Moderationswand mit Moderationskoffer, 11 Arbeitsblätter **Praxis:** Musikanlage inkl. Musikmedium, Klangschale **Hilfsmittel:** **Theorie:** 11 Meditationskissen, 11 Yogamatten, 11 Stifte, 11 Klemmbretter, 1 Moderationswand **Praxis:** 11 Meditationskissen, 11 Yogamatten, 22 Yogablöcke, 10 Augenkissen, 10 Decken
6	KE 6	„Rückbeugen im Yoga"	**Theorie:** Wirkung und Prinzip der Rückbeugen erläutern **Praxis:** Praktizieren von Rückbeugen	**Theorie:** - Begrüßung und Ankommen in der Gruppe - Reflexion Hausaufgabe & eventuell Klärung aufkommender Fragen - Erfragen des persönlichen Empfindens nach der Kurseinheit 5 - Wirkung und Prinzip von Rückbeugen erläutern (Dehnung Brustkorb, positive Wirkung auf Wirbelsäule oder einseitige Fehlstellungen der Wirbelsäule, Weite im Herzraum)

Organisationsform:
Theorie:
mündliche Information im Halbkreis, Teilnehmer sitzen auf Meditationskissen und/oder Matten
Praxis:

| 7 | KE 7 | „Vom Kind zum Krieger" | **Theorie:**
Wirkung und Prinzip von Standhaltungen erläutern | **Praxis:**
- Wiederholung Wechselatmung zur Einstimmung und Harmonisierung
- als erwärmende Übung für den ganzen Körper: Anleitung Sonnengruß für die Mittelstufe mit Ein- und Ausatmung (3 Abfolgen)
- Einführung von Rückbeugen und deren Umkehrhaltungen (Herzposition –Kleiner Hund, Halbmond, Kobravariationen, Heuschrecke, Schulterbrücke, Fisch, herabschauender Hund, Kind)
- Chakra-Meditation (Herzchakra) als Endentspannung (unterstützt herzöffnende Wirkung und Weite im Brustraum)
- Reflexion der KE und Ausblick auf nächste KE (Sonnengruß mit Kraft, Vom Krieger zum Kind - Standhaltungen)
- Übungen für Zuhause: Rückbeugen und deren Umkehrhaltungen (Handout an die Kursteilnehmer ausgeben) | mündliche Anleitung der Asanas mit zusätzlicher Präsentation durch den Kursleiter im Halbkreis,
Kursleiter unterstützt die Teilnehmer durch Korrektur und Hilfspositionen

Medien:
Theorie:
Anwesenheitsliste,
Moderationswand mit Moderationskoffer, 11 Arbeitsblätter
Praxis:
Musikanlage inkl. Musikmedium, Klangschale

Hilfsmittel:
Theorie:
11 Meditationskissen, 11 Yogamatten, 11 Stifte, 11 Klemmbretter, 1 Moderationswand
Praxis:
11 Meditationskissen, 11 Yogamatten, 22 Yogablöcke, 10 Augenkissen, 10 Decken |
| | | | **Theorie:**
- Begrüßung und Ankommen in der Gruppe
- Reflexion Hausaufgabe & eventuell Klärung aufkommender Fragen | | **Organisationsform:**
Theorie: |

20/29

Praxis:

Praktizieren von Standhaltungen, Sonnengruß mit Krieger I - Position

- Erfragen des persönlichen Empfindens nach der Kurseinheit 6
- Wirkung und Prinzip von Standhaltungen erläutern (erzeugen Kraft – Power Pose, Stärkung der Fuß- und Beinmuskulatur, Förderung Blutzirkulation im Körper, erden den Geist und stehen für Standfestigkeit)

Praxis:

- Atemmeditation (Dreifache Yoga-Atmung) im Sitzen zur Einstimmung
- erwärmende Übungen für den unteren Rücken und Hüftbeuger (Katze – Kuh, gestreckte Katze beidseitig, Psoasdehnung)
- Körperzentrum vorbereiten und stärken für Standhaltungen (Sit-ups, Boot, Ab- und Aufrollen)
- Einführung der Standhaltungen (Berg, Variation der Bergposition, Baum)
- Einführung Krieger I
- Anleitung Sonnengruß mit Krieger I in Verbindung mit der Ein- und Ausatmung
- Chakrameditation (Wurzelchakra) als Endentspannung
- Reflexion der KE und Ausblick auf nächste KE (Wiederholung Krieger I und II, Alltagstransfer, Abschluss)
- Übungen für Zuhause: Standhaltungen und Sonnengruß mit Krieger I – Position (Handout an Kursteilnehmer austeilen)

mündliche Information im Halbkreis, Teilnehmer sitzen auf Meditationskissen und/oder Matten

Praxis:

mündliche Anleitung der Asanas mit zusätzlicher Präsentation durch Kursleiter im Halbkreis,

Kursleiter unterstützt die Teilnehmer durch Korrektur und Hilfspositionen

Medien:

Theorie:

Anwesenheitsliste, Moderationswand mit Moderationskoffer, 11 Arbeitsblätter

Praxis:

Musikanlage inkl. Musikmedium, Klangschale

Hilfsmittel:

Theorie:

11 Meditationskissen, 11 Yogamatten, 11 Stifte, 11 Klemmbretter, 1 Moderationswand

Praxis:

| 8 | KE 8 | „Vom Kind zum Krieger – Teil 2" | **Theorie:**
Yoga im Alltag umsetzen

Praxis:
Sonnengruß mit Krieger I und II – Position | **Theorie:**
- Begrüßung und Ankommen in der Gruppe
- Reflexion Hausaufgabe & eventuell Klärung aufkommender Fragen
- Erfragen des persönlichen Empfindens nach der Kurseinheit 7
- Alltagstransfer Yoga
- Anwendung von gelernten Atemtechniken im Alltag, sowie in Stresssituationen
- Yogaübungen im Büroalltag (Handout an Kursteilnehmer ausgeben)
- Sonnengruß als aktiver Start in den Tag oder aktive Pause im Büroalltag

Praxis:
- Atemmeditation (Wiederholung der erlernten Atemtechniken „Dreifache Yoga-Atmung" und „Wechselatmung) in Meditationsposition
- erwärmende Übungen für den unteren Rücken und Hüftbeuger (Katze – Kuh, Kind, gestreckte Katze beidseitig, Flankendehnung)
- Körperzentrum vorbereiten und stärken für Krieger I und II (Sit-ups, Boot, Ab- und Aufrollen)
- Anleitung und Wiederholung Sonnengruß mit Krieger I in Verbindung mit der Ein- und Ausatmung
- Einführung Krieger II
- Anleitung Sonnengruß mit Krieger II in Verbindung mit der Ein- und Ausatmung
- geistige Affirmation als Endentspannung
- Reflexion und Resümee zum Kurs
- Besprechung wahrgenommener Veränderungen des Körpers und des Körperbewusstseins von Beginn bis Ende des Kursprogramms
- Durchführung der Evaluation t₂ (Fragebögen und CSI-Messung) inkl. individueller Auswertung
- Verabschiedung der Kursteilnehmer | **Organisationsform:**
Theorie:
mündliche Information im Halbkreis, Teilnehmer sitzen auf Meditationskissen und/oder Matten
Praxis:
mündliche Anleitung der Asanas mit zusätzlicher Präsentation durch den Kursleiter im Halbkreis,
Kursleiter unterstützt die Teilnehmer durch Korrektur und Hilfspositionen

Medien:
Theorie:
Anwesenheitsliste,
Moderationswand mit Moderationskoffer, 11 Arbeitsblätter
Praxis:
Musikanlage inkl. Musikmedium, Klangschale

Hilfsmittel:
Theorie: |

11 Meditationskissen, 11 Yogamatten, 22 Yogablöcke, 10 Augenkissen, 10 Decken

11 Meditationskissen, 11 Yogamatten, 11 Klemmbretter, 11 Stifte, 1 Moderationswand

Praxis:

11 Meditationskissen, 11 Yogamatten, 22 Yogablöcke, 10 Augenkissen, 10 Decken

Evaluation:

Evaluation:

PC mit CardioScan-Software und Terminal, inkl. aller benötigter Hardware

Drucker mit Papier

40 Messelektroden

10 PSQ20-Fragebögen, 10 Selbstregulationsfragebögen

4 Dokumentation und Evaluation des Kursprogramms

In nachfolgender Tabelle wird übersichtlich die Dokumentation und Evaluation der übergeordneten Kursziele dargestellt.

Tab. 8: Dokumentation und Evaluation des Kursprogramms

übergeordnetes Kursziel	messbare Interventionsziele	Zielindikator	Erhebungsmethode	Erhebungsinstrument	Messzeitpunkte (t)
Verbesserung der Stresswahrnehmung	Verbesserung des Skalenrangs	Skalenrang nach Auswertung der Einzelitems des Fragebogens	standardisierte schriftliche Befragung	PSQ20	t_0= vor Kursbeginn (Ausgabe erfolgt zur Kursanmeldung) t_1= 4. Kurseinheit t_2= letzte Kurseinheit
Verbesserung der Herzratenvariabilität (Senkung des Cardiostressindexes)	Verbesserung des prozentualen Wertes	Cardio-Stress-Index	Messung des Cardio-Stress-Indexes mithilfe einer EGK-Messung	Cardio Scan	t_0= vor Kursbeginn t_1= 4. Kurseinheit t_2= letzte Kurseinheit
Förderung der Selbstwirksamkeitserwartung und Selbstregulation	Verbesserung des Skalenrangs	Skalenrang nach Auswertung der Einzelitems des Fragebogens	standardisierte schriftliche Befragung	Fragebogen nach Mathesius & Scholz (2014)	t_0= vor Kursbeginn t_1= 4. Kurseinheit t_2= letzte Kurseinheit

5 Literaturverzeichnis

Brand, M. & Lobe, C. (2018). *Yoga lehren. Die sieben Sschlüssel für einen guten Yogaunterricht.* (2. Aufl.). Bielefeld: Theseus.

Cardioscan GmbH (2018). *How to check. Leitfaden für die Messung mit dem cardioscan Checkpoint.* Hamburg: cardioscan GmbH.

GKV-Spitzenverband (2018). Leitfaden Prävention Handlungfelder und Kriterien nach §20 Abs. 2 SGB V zur Umsetzung der §§ 20, 20a und 20b SGB V vom 21. Juni 2000 in der Fassung vom 01. Oktober 2018. Zugriff am 01.03.2020. Verfügbar unter: https://www.gkv-spitzenverband.de/media/dokumente/presse/publikationen/Leitfaden_Pravention_2018_barrierefrei.pdf

Hapke, et al. (2013). Chronischer Stress bei Erwachsenen in Deutschland. Ergebnisse der Studie zur Gesundheit Erwachsener in Deutschland (DEGS1). *Bundesgesundheitsblatt, (56),* 749-754. Berlin Heidelberg: Springer.

Hottenrott, K. & Gronwald, T. (2014). Bedeutung der Herzfrequenzvariabilität für die Regenerationssteuerung. *Leistungssport 44 (5) S. 9 – 13.*

International Association of Yoga Therapists. (2012). Educational Standards for the Training of Yoga Therapists. *Journal of the International Association of Yoga Therapists, 4-7.*

Kadolph, L. (2004). *Yoga. Die Kunst der Entspannung und Gelassenheit.* (7. Aufl.) Berlin: Weinmann.

Kaluza, G. (1999). Sind die Effekte eines primärpräventiven Stressbewältigungstrainings von Dauer? Eine randomisiere, konntrollierte Follow-up-Studie. *Zeitschrift für Gesundheitspsychologie, 7,* 88-95.

Marschall, J., Hildebrandt, S., Zich, K., Tisch, T., Sörensen, J. & Nolting, H.-D. (2018). *Gesundheitsreport 2018.* Heidelberg: medhochzwei Verlag GmbH.

Mathesius, R. & Scholz, W.-U. (2014). *Multimodale Stresskompetenz (MMSK) Handbuch mit CD-Rom. Konzept, Didaktik/Methodik, Übungsmaterial.* Lengerich: Pabst.

Meyer, M., Maisuradze, M. & Schenkel, A. (2019). Krankheitsbedingte Fehlzeiten in der deutschen Wirtschaft im Jahr 2018 – Überblick. In Badura, B., Ducki, A., Schröder, H., Klose, J. & Meyer, M. (Hrsg.), *Fehlzeiten Report 2019. Digitalisierung – gesundes Arbeiten ermöglichen.* (S. 458). Springer: Berlin.

Mittag, M. (2018). *Hatha Yoga.* Aachen: Meyer & Meyer.

Rusch, S. (2019). *Stressmanagement. Ein Arbeitsbuch für die Aus-, Fort- und Weiterbildung* (2. Aufl.). Berlin: Springer.

Schwarzer, R. & Jerusalem, M. (2002). Das Konzept der Selbstwirksamkeit. In Jerusalem, M. & Hopf, D. (Hrsg.), Selbstwirksamkeit und Motivationsprozesse in Bildungsinstitutionen. *Zeitschrift für Pädagogik (44)*, 28-53. Beltz: Weinheim.

Stephens, M. (2019). *Yogatherapie. Methoden und Übungen zur Behandlung von Beschwerden und Krankheiten.* München: riva.

6 Abbildungs- und Tabellenverzeichnis

6.1 Abbildungsverzeichnis

6.2 Tabellenverzeichnis

Anhang

Anhang 1: PSQ20 Fragebogen zur individuellen Stresswahrnehmung

Im Folgenden finden Sie eine Reihe von Feststellungen. Bitte lesen Sie jede durch und wählen Sie aus den vier Antworten diejenige aus, die angibt, wie häufig die Feststellung auf Ihr Leben in den letzten 2 Monaten zutrifft. Kreuzen Sie bitte bei jeder Feststellung das Feld unter der von Ihnen gewählten Antwort an. Es gibt keine richtigen oder falschen Antworten. Überlegen Sie bitte nicht lange und lassen Sie keine Frage aus.

	fast nie	manchmal	häufig	meistens
01. Sie fühlen sich ausgeruht.	1	2	3	4
02. Sie haben das Gefühl, dass zu viele Forderungen an Sie gestellt werden.	1	2	3	4
03. Sie haben zuviel zu tun.	1	2	3	4
04. Sie haben das Gefühl, Dinge zu tun, die Sie wirklich mögen.	1	2	3	4
05. Sie fürchten, Ihre Ziele nicht erreichen zu können.	1	2	3	4
06. Sie fühlen sich ruhig.	1	2	3	4
07. Sie fühlen sich frustriert.	1	2	3	4
08. Sie sind voller Energie.	1	2	3	4
09. Sie fühlen sich angespannt.	1	2	3	4
10. Ihre Probleme scheinen sich aufzutürmen.	1	2	3	4
11. Sie fühlen sich gehetzt.	1	2	3	4
12. Sie fühlen sich sicher und geschützt.	1	2	3	4
13. Sie haben viele Sorgen.	1	2	3	4
14. Sie haben Spaß.	1	2	3	4
15. Sie haben Angst vor der Zukunft.	1	2	3	4
16. Sie sind leichten Herzens.	1	2	3	4
17. Sie fühlen sich mental erschöpft.	1	2	3	4
18. Sie haben Probleme, sich zu entspannen.	1	2	3	4
19. Sie haben genug Zeit für sich.	1	2	3	4
20. Sie fühlen sich unter Termindruck.	1	2	3	4

[1] Fliege, H., Rose, M., Arck, P., Levenstein, S. & Klapp, B. F. (2001). Validierung des "Perceived Stress Questionaire" (PSQ) an einer deutschen Stichprobe. Diagnostica, 47, 142-152.

Anhang 2: Fragebogen zur Beurteilung von Merkmalen der Selbstregulationsfähigkeit (modifiziert nach Mathesius & Scholz, 2014, S. 304)

Tab. 9: Fragebogen zur Beurteilung von Merkmalen der Selbstregulationsfähigkeit (modifiziert nach Mathesius & Scholz, 2014, S. 304)

Merkmale Selbstregulation	Selbsteinschätzung 1 = kaum, 5 = deutlich	Entwicklungsmöglichkeiten 1 = kaum, 5 = deutlich
Ich habe das Gefühl, dass mein Leben sinnvoll ist, ich habe noch viel vor.		
Ich weiß, dass ich Stresssituationen real bewerten kann.		
Ich kann von mir sagen, dass ich bei Schwierigkeiten nicht überreagiere.		
In Stress- und Belastungssituationen finde ich meistens einen Lösungsweg, weil ich weiß, was ich kann.		
Ich versuche möglichst immer, mir meine Ziele selbst zu suchen und Aufgaben zu übernehmen, die mich fordern.		
Bei besonderen Anforderungen treibt mich vor allem die Lösung der Aufgabe an, Anerkennung und/oder materieller Gewinn sind nachgeordnet.		
Die meisten Aufgaben, die ich zu bewältigen habe, machen mir Spaß.		
Ich glaube, vorrausschauendes Handeln ist eine besondere Stärke von mir.		
Entscheidungen treffe ich schnell und sicher, das macht mir immer richtig Spaß.		
Meine Leistungen und Fähigkeiten kann ich realistisch beurteilen.		
Ich vertraue meinen Leistungen und Fähigkeiten, deshalb fühle ich mich in schwierigen Situationen meistens auch recht sicher.		
Ich sehe mich als wertvollen Menschen an und akzeptiere mich so wie ich bin.		
Neugier und Veränderung sind für mich sehr wichtig, denn nur so kann ich meine		

eigenen Ressourcen erkennen und mir neue erschließen.		
Ich kann ganz gut Prioritäten setzen sowie zwischen wichtig und unwichtig unterscheiden.		
Ich bin in der Lage, eine gesunde Balance zwischen Aktivität und Erholung zu finden und wenn es nötig ist, auch einmal „Nein" sagen.